Renate Sültz & Uwe H. Sültz

Kranken- und Untersuchungs-Dokumentation - Meine Arztbesuche auf einen Blick

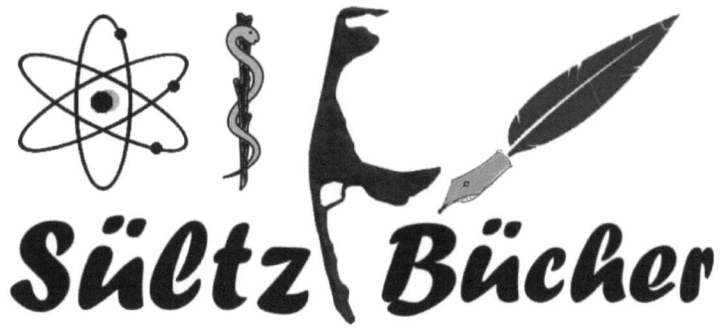

BoD - Books on Demand

Norderstedt 2018

Bibliografische Information durch die Deutsche Nationalbibliothek

Die Deutsche Nationalbibliothek verzeichnet diese Publikation in der Deutschen Nationalbibliografie; detaillierte bibliografische Daten sind im Internet über http://dnb.dnb.de abrufbar.

© 2018 Renate Sültz & Uwe H. Sültz

Herstellung und Verlag:

BoD – Books on Demand

ISBN 9-78374-6-02477-6

Arzt	Datum	Was wurde untersucht	Besprechung	Verordnung

Arzt	Datum	Was wurde untersucht	Besprechung	Verordnung

Arzt	Datum	Was wurde untersucht	Besprechung	Verordnung

Arzt	Datum	Was wurde untersucht	Besprechung	Verordnung

Arzt	Datum	Was wurde untersucht	Besprechung	Verordnung

Arzt	Datum	Was wurde untersucht	Besprechung	Verordnung

Arzt	Datum	Was wurde untersucht	Besprechung	Verordnung

Arzt	Datum	Was wurde untersucht	Besprechung	Verordnung

Arzt	Datum	Was wurde untersucht	Besprechung	Verordnung

Arzt	Datum	Was wurde untersucht	Besprechung	Verordnung

Arzt	Datum	Was wurde untersucht	Besprechung	Verordnung

Arzt	Datum	Was wurde untersucht	Besprechung	Verordnung

Arzt	Datum	Was wurde untersucht	Besprechung	Verordnung

Arzt	Datum	Was wurde untersucht	Besprechung	Verordnung

Arzt	Datum	Was wurde untersucht	Besprechung	Verordnung

Arzt	Datum	Was wurde untersucht	Besprechung	Verordnung

Arzt	Datum	Was wurde untersucht	Besprechung	Verordnung

Arzt	Datum	Was wurde untersucht	Besprechung	Verordnung

Arzt	Datum	Was wurde untersucht	Besprechung	Verordnung

Arzt	Datum	Was wurde untersucht	Besprechung	Verordnung

Arzt	Datum	Was wurde untersucht	Besprechung	Verordnung

Arzt	Datum	Was wurde untersucht	Besprechung	Verordnung

Arzt	Datum	Was wurde untersucht	Besprechung	Verordnung

Arzt	Datum	Was wurde untersucht	Besprechung	Verordnung

Arzt	Datum	Was wurde untersucht	Besprechung	Verordnung

Arzt	Datum	Was wurde untersucht	Besprechung	Verordnung

Arzt	Datum	Was wurde untersucht	Besprechung	Verordnung

Arzt	Datum	Was wurde untersucht	Besprechung	Verordnung

Arzt	Datum	Was wurde untersucht	Besprechung	Verordnung

Arzt	Datum	Was wurde untersucht	Besprechung	Verordnung

Arzt	Datum	Was wurde untersucht	Besprechung	Verordnung

Arzt	Datum	Was wurde untersucht	Besprechung	Verordnung

Arzt	Datum	Was wurde untersucht	Besprechung	Verordnung

Arzt	Datum	Was wurde untersucht	Besprechung	Verordnung

Arzt	Datum	Was wurde untersucht	Besprechung	Verordnung

Arzt	Datum	Was wurde untersucht	Besprechung	Verordnung

Arzt	Datum	Was wurde untersucht	Besprechung	Verordnung

Arzt	Datum	Was wurde untersucht	Besprechung	Verordnung

Arzt	Datum	Was wurde untersucht	Besprechung	Verordnung

Arzt	Datum	Was wurde untersucht	Besprechung	Verordnung

Arzt	Datum	Was wurde untersucht	Besprechung	Verordnung

Arzt	Datum	Was wurde untersucht	Besprechung	Verordnung

Arzt	Datum	Was wurde untersucht	Besprechung	Verordnung

Arzt	Datum	Was wurde untersucht	Besprechung	Verordnung

Arzt	Datum	Was wurde untersucht	Besprechung	Verordnung

Arzt	Datum	Was wurde untersucht	Besprechung	Verordnung

Arzt	Datum	Was wurde untersucht	Besprechung	Verordnung

Arzt	Datum	Was wurde untersucht	Besprechung	Verordnung

Arzt	Datum	Was wurde untersucht	Besprechung	Verordnung

Arzt	Datum	Was wurde untersucht	Besprechung	Verordnung